AF589663

UNE PLAIE
PROFESSIONNELLE

OU

LA MÉDECINE

EXPLOITÉE PAR

LE SOMNAMBULISME

PAR

EM. FROTÉ,
Pharmacien de première classe,
Membre du Jury médical et du Conseil d'hygiène
de l'arrondissement de Sainte-Menehould.

REIMS
TYPOGRAPHIE DE P. DUBOIS
RUE DE L'ARBALÈTE, 9.

—

1861.

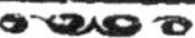

UNE

PLAIE PROFESSIONNELLE

UNE

PLAIE PROFESSIONNELLE

OU

LA MÉDECINE

EXPLOITÉE PAR

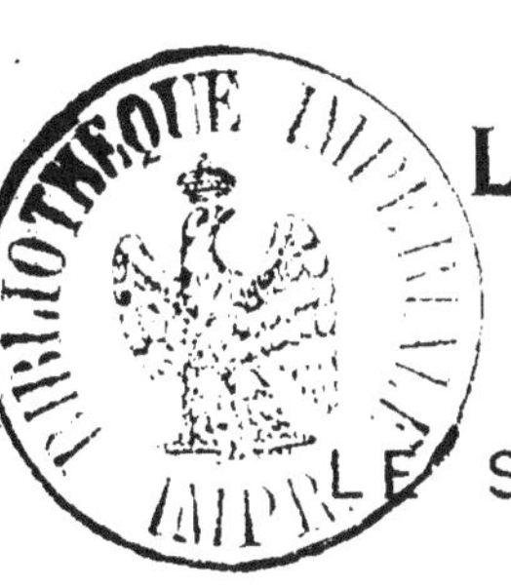

LE SOMNAMBULISME

PAR

Em. FROTÉ,

Pharmacien de première classe,
Membre du Jury médical et du Conseil d'hygiène
de l'arrondissement de Sainte-Menehould.

REIMS
TYPOGRAPHIE DE P. DUBOIS
RUE DE L'ARBALÈTE, 9.

—

1861.

UNE PLAIE
PROFESSIONNELLE
OU
LA MÉDECINE
exploitée par
LE SOMNAMBULISME

.... Audire jubeo, quisquis....
Tristi superstitione calet : huc propius me,
Dum doceo insanire omnes, vos ordine adite!
(HORACE.)

Tout le monde sait quel est l'attrait du mot *somnambulisme* appliqué à la découverte de l'avenir. Combien de gens se sont laissé prendre à l'appât de la divination ! Combien de dupes ont voulu connaître à prix d'or les chances que leur bonne ou mauvaise étoile leur réservait dans les limbes de leur avenir ! Et pourtant, malgré des milliers d'exemples d'escroquerie qu'a fournis la soi-disant prescience des heures futures, malgré les déceptions inévitables subies par la masse des croyants, il est encore aujourd'hui des personnes, plus ou moins éclairées du reste, qui ont une foi aveugle aux passes magnétiques et aux prophéties débitées par certaines sibylles simulant le sommeil magnétique.

Le somnambulisme, appliqué à l'art de guérir, nous montrera jusqu'à quel point on peut abuser de la crédulité des masses au XIXe siècle.

Mais, avant d'entrer dans notre sujet, il nous semble intéressant et utile d'esquisser les débuts du magnétisme ou somnambulisme artificiel, considéré dans ses diverses applications empiriques.

I.

Dès l'origine, le somnambulisme artificiel fut encouragé, soutenu par les sommités scientifiques d'une part, de l'autre, prôné par la littérature romantique de l'époque.

Les savants avaient pour raison et pour excuse le désir d'expérimenter, sur eux-mêmes ou sur des personnes désintéressées dans la question, les phénomènes bizarres et exceptionnels du système nerveux, attribués à certaines manœuvres dont le résultat jette le sujet dans une espèce de sommeil artificiel, sommeil qui, disait-on, procurait la faculté de voir à distance et au travers des corps opaques, de prédire des évènements futurs, ou de deviner la pensée.

Pour les romanciers, rien de plus naturel que d'accepter, sans contrôle et comme article de foi, les miraculeux effets du somnambulisme, effets grossis encore par le kaléidoscope de l'imagination. N'était-ce pas pour la littérature romantique une nouvelle et curieuse mine à exploiter? Quel mets plus succulent à offrir à l'appétit populaire, toujours avide de merveilles, et déjà saturé de tous les *trucs* dramatiques, arrangés à la mode aphrodisiaque par des milliers de cuisiniers littéraires? Quoi de plus ingénieux, par exemple, que cette invention de *l'amour à distance*, espèce de sympathie escargotique, au moyen de laquelle on pouvait communiquer ses impressions, ses émotions à la personne aimée, en fût-on séparé par des centaines de lieues? Désirait-on voir l'objet de sa passion, savoir ce qu'elle était occupée à faire à telle ou telle heure du jour ou de la nuit? Rien de plus simple : on magnétisait une glace, et, comme par un coup de baguette magique, on pouvait apercevoir, dans le miroir magnétisé, les nombreuses infidélités d'une Adèle quelconque.

Avec de pareilles fictions, les romanciers allaient fort loin ; et si la magnétisation des miroirs fût devenue une réalité, l'on peut juger quel cataclysme moral eût bouleversé le monde des idées. Dans tous les cas, le procédé, mis en usage par MM. les écrivains du genre, aboutit à magnétiser quelques lecteurs de plus : c'est tout ce qu'ils demandaient ; puis, à force d'en user, ou plutôt d'en abuser, cette mystification eut le sort que devait subir plus tard. l'évocation des esprits au moyen des *tables tournantes.*

Après tout, en tant que *truc* ou ficelle à l'usage du roman, ou bien à titre d'essai médico-physiologique, le somnambulisme artificiel n'était point encore un moyen adroit et coupable d'escamoter la confiance et la bourse du bon public. C'était une curiosité ; et ce pouvait être la pierre philosophale des thérapeutistes et des physiologistes.

En effet, il y a du vrai dans les phénomènes magnétiques. Une personne, pour peu qu'elle soit délicate, nerveuse, impressionnable (et il n'y a guère que le sexe féminin qui soit apte à l'absorption du fluide magnétique), cette personne, soumise aux *passes*, est prise de bâillements, de pandiculations, et ne tarde pas à s'endormir ; pendant ce sommeil factice, elle peut parler, entendre les questions qu'on lui adresse, y répondre, se lever, se rasseoir, etc. ; quelquefois même, elle éprouve des malaises indéfinissables et des crises convulsives.

Voilà les phénomènes que constatèrent les hommes de science. Ces faits sont déjà, par eux-mêmes, extrêmement curieux, sans qu'on vienne y ajouter des effets étranges, bizarres, miraculeux, tels que la faculté de voir à distance ou de prédire l'avenir.

Quoi qu'il en soit, lorsque les savants eurent suffisamment ergoté sur le magnétisme animal, et sur les conséquences auxquelles pouvaient aboutir les phénomènes magnétiques ; lorsque les romanciers eurent, comme nous venons de le dire, exploité à satiété cette mine fantastique, ce fut le tour de la multitude. Celle-ci, qui aime le merveilleux, avec d'autant plus de ténacité que son ignorance grossit démesurément le panorama que la fantaisie offre à son imagination, accueillit avec empressement les fables vulgarisées par la science et le roman.

Bientôt de la foule surgirent de nombreux adeptes enfantés par la mystique rêverie de la *seconde vue*. Ils soutinrent que le fluide magnétique voyageait dans l'espace, et prétendirent qu'ils avaient endormi des sujets impressionnables à des distances considérables Ils affirmèrent, en outre, des faits inadmissibles, non-seulement parce que ces faits sont contraires aux lois de la nature, mais parce qu'ils n'ont jamais pu être authentiquement démontrés : par exemple, la prophétisation, la divination de la pensée, et la vue, sans le secours des yeux, soit de près, soit de loin, et même au travers des corps opaques.

Ils l'affirmèrent, c'est parfaitement croyable : par amour du lucre, que de gens n'affirmeraient pas avoir voyagé dans la lune ? Mais ce que l'on conçoit plus difficilement, c'est que le vulgaire ajouta foi aux facultés surnaturelles des mystificateurs, et maints ignorants payèrent même pour y voir de plus près !

Que virent-ils? Demandez-leur. Ils vous diront qu'ils ont été témoins de choses prodigieuses.

Ordinairement, c'était une femme, jeune ou vieille (l'âge n'y est pour rien), assise sur une chaise, loin des spectateurs, et dont les yeux étaient couverts d'un bandeau plus ou moins ingénieusement adapté ; derrière elle, ou à ses côtés, un *compère* qui lui adressait certaines questions auxquelles répondait la somnambule avec plus ou moins d'ambigeïté.

Deviner la pensée d'un tel, prédire l'avenir à tel autre,

voilà pourtant ce qui leur semblait étrange de la part d'une personne endormie ; et cependant, les sorciers, les diseurs de bonne aventure, les tireuses de cartes, leur en avaient dit tout autant et à meilleur marché.

Mais savez-vous ce qui les stupéfiait bien plus encore que les prophéties ? Ils vont vous le dire. Un monsieur d'une stalle montrait, soit un couteau, soit une montre, par exemple. Alors, le compère, s'adressant à la magnétisée, lui disait : « *Quel est l'objet que ce monsieur tient dans sa main ?* » Immédiatement elle répondait, sans se tromper sur la nature de l'objet.

Or, objectaient-ils, comment peut-elle voir de si loin, et sans le secours des yeux, si elle n'est pas douée du *sens de seconde vue ?*

Voilà ce que la crédulité, entée sur l'ignorance, acceptait comme un miracle. Rien pourtant n'était moins miraculeux que ce prétendu prodige.

La mémoire seule jouait un rôle dans cette faculté de seconde vue, attribuée gratuitement aux magnétiseurs et magnétisés. Il est évident qu'ils ne peuvent voir ni psychologiquement, ni physiquement, mais qu'ils répondent aux questions du compère, d'après certaines formules mnémotechniques dont nous n'avons point à nous occuper ici.

Un partisan acharné de la doctrine de la *seconde vue* nous disait, un jour, qu'on avait vu des somnambules lire sans le secours des yeux. Il n'en avait pas été témoin, bien entendu; mais, prétendait-il, les livres qui traitent de somnambulisme artificiel affirmaient le fait comme ayant eu lieu dans plusieurs réunions. Voici ce que nous fûmes forcé de lui répondre :

Un docteur, membre de l'Académie de médecine, M. Burdin, un homme savant et qui aimait à se rendre compte de toutes les découvertes, même les plus bizarres, eut l'idée de proposer, pour résoudre définitivement la question, un prix de 3,000 francs à décerner au somnambule reconnu capable, d'après un jury spécial, de lire sans le secours des yeux. C'était, on le voit, donner franc jeu aux expériences de MM. les partisans de la doctrine de la seconde vue.

Or, qu'arriva-t-il? Pendant les trois années que le concours resta ouvert, quelques champions se présentèrent ; mais il échouèrent tous devant la commission chargée de juger les concurrents : et la récompense promise est encore à décerner.

Dans les séances qui eurent lieu chez le docteur Frappart, certains adeptes semblèrent remplir quelques-unes des conditions du programme; ainsi, les uns jouaient aux cartes, les autres lisaient, avec un bandeau sous lequel étaient, en outre, appliquées des pièces noires de taffetas, en sorte que les yeux n'eussent aucune communication avec la lumière. Mais on ne tarda pas à se convaincre que le bandeau se dérangeait, et que les morceaux de taffetas se décollaient.

Une contre-épreuve fut répétée par plusieurs médecins, parmi lesquels se trouvait M. le professeur Gerdy; et, chose étonnante! tous purent, parfaitement éveillés, et dans les mêmes conditions de cécité que les somnambules, accomplir les mêmes prodiges de seconde vue.

L'expérience parut concluante, et, dès lors, le magnétisme animal, banni décidément du domaine de la science, se réfugia dans quelques salons, d'où il devait sortir plus tard, pour hanter les foires et amuser par de lourdes jongleries les amateurs de miracles à deux sous.

II.

Le somnambulisme artificiel, quoique vaincu, ne borna point là ses prouesses. Il lui restait encore, au sortir de la fangeuse baraque des baladins, une étape à parcourir ; étape très-curieuse à connaître et très-instructive, attendu qu'elle démontre, et l'ignorance crédule de la foule, et l'insouciance des lois à protéger certaines classes professionnelles.

Nous avons montré le somnambulisme se prêtant à toutes les combinaisons rêvées par l'esprit d'escamotage. En définitive, les gens qui exploitaient à leur profit la passion aveugle et irréfléchie du public pour tout ce qui tient de près ou de loin au mystique, au merveilleux, ces gens-là ne faisaient pas grand dommage à ceux qui venaient les voir ou les entendre : leurs jongleries amusaient les badauds, et jamais on ne sortait mécontent de leurs séances thaumaturgiques ; on en avait vu pour son argent : on ne leur en demandait pas davantage.

Mais, quand le somnambule vit qu'à force de se prodiguer, il commençait à ennuyer son monde, et que, loin de gagner à être connu, il perdait dans l'estime publique ; quand il vit que, dans les salles de spectacle de province, où pour lui s'étaient écoulés de si beaux jours tissés de bravos et de pièces de monnaie, il ne recueillait plus que l'indifférence des loges et les sifflets du parterre ; quand il vit enfin craquer et s'émietter son vieil habit d'arlequin, il comprit que, lui aussi, était bien décrépit et bien usé, et qu'il fallait, bon gré, mal gré, pour ne pas mourir de faim, imaginer encore une métamorphose qui pût le faire accepter dans la société.

La profession médicale était à sa portée ; il se travestit en médecin consultant , et, à l'heure qu'il est, il n'est pas une seule ville un peu importante qui ne donne asile à quelque misérable bohémienne se chargeant à prix d'or, non-seulement de deviner toute espèce de maladies, mais encore de les guérir.

Là se retrouvent encore la somnambule et l'inséparable compère, tous deux sachant à peine lire ou écrire.

Pour citer un exemple, entre mille, de cette ignoble exploitation, nous dirons ce que nous avons vu de nos propres yeux, dans un centre populeux ; nous arracherons le masque du charlatan éhonté qui s'enrichit tous les jours aux dépens de l'ignorance, et nous montrerons qu'il est temps enfin de faire respecter la noble profession médicale, dont le domaine est envahi par une foule de parasites stupides et grossiers.

Il y a quelque vingt ans, deux bohémiens, qui s'étaient ruinés sur leurs tréteaux, vinrent s'installer dans la ville de C... (département de la Marne). A bout de ressources, ils servirent, le mari comme palefrenier, la femme comme domestique, pendant plusieurs mois. Ce métier étant peu lucratif, ils se mirent à donner des consultations dans les faubourgs. Quelques économies leur permirent d'acheter un asile ; et bientôt, dans une rue de ladite ville, on voyait une maison de chétive apparence, hantée par maints éclopés, infirmes de corps et d'esprit, de tout âge et de tout sexe, accourant près de ces nouveaux charlatans, qui pour faire panser une plaie, qui pour faire rebouter un membre, tous pour obtenir la guérison de maladies incurables, ou, le plus souvent, de maladies imaginaires.

Cette maison, c'était l'antre d'une sibylle de bas étage. La femme avait endossé l'habit de médecin consultant ; et aujourd'hui encore, elle rend ses oracles en compagnie du compère. Voici comment se passe la scène, ou, si vous voulez, la consultation :

Le consultant est reçu dans une espèce d'antichambre, maintenant devenue un salon splendidement décoré, à force de recevoir les eaux du Pactole de la sottise humaine.

Le compère endort la somnambule avec les petits stratagèmes que vous savez. Généralement, les passes magnétiques sont censées se faire dans un appartement contigu, ou situé dans une partie reculée de l'habitation, c'est-à-dire loin de la personne qui consulte.

Quelquefois, surtout si c'est une femme (et c'est ordinairement ce sexe trompeur, mais encore plus facile à tromper, qui fait les honneurs de la séance), l'opération magnétique s'accomplit devant elle, et la consultante peut tout à son aise contempler les bâillements, les crises nerveuses, les mille contorsions de la soi-disant magnétisée.

Une fois la prêtresse hippocratique endormie, les questions pleuvent ; puis les divinations saugrenues viennent établir la confiance entre elle et le malade.

Comme il arrive parfois que le ou la malade ne peut venir en personne, une mèche de cheveux est bien suffisante.

De sorte que, si vous ne voulez pas vous déranger, vous n'avez qu'à expédier par la poste une lettre à l'adresse de la sibylle, lettre dans laquelle vous aurez eu soin de placer une mèche de vos cheveux, enveloppée dans un mandat d'une valeur de 5 à 10 francs, passe-port indispensable, sans lequel votre médecin vous laisserait mourir impitoyablement.

Mais supposons que vous fassiez le voyage à Delphes en personne (et ce cas doit se présenter, surtout pour ceux qui n'ont plus même une mèche de cheveux sur leur crâne dénudé), une fois les contorsions de la somnambule terminées, devant vous ou derrière la toile, elle a deviné, bien entendu, votre âge, votre physionomie, voire même votre caractère : cela lui suffit ; l'affection dont vous souffrez est diagnostiquée. Alors, simulant un langage décousu, décoré de phrases saccadées, elle dicte au compère une ordonnance magistrale émaillée de fautes d'orthographe à faire rougir une cuisinière espagnole. Vous payez 10 ou 15 francs; la toile se lève, et la comédie est jouée.

On doit comprendre que les oracles de toutes les somnambules qui exercent la médecine avec ce talent transcendant dont nous venons de montrer un échantillon, emploient les mêmes subterfuges. Et, nous le répétons, cet exemple, pris au hasard entre des milliers, peut donner une idée exacte de la manière dont se traite la thérapeutique dans plus des trois quarts de la France. Car ce serait erreur de s'imaginer qu'il y a seulement deux ou trois somnambules-médecins dans notre beau pays, le plus sceptique du monde, disent les philosophes de cabinet.

La prophétesse dont nous parlons habite, nous l'avons déjà dit, une ville très-populeuse; et comme, dans ces derniers temps, elle ne pouvait suffire à sa nombreuse clientèle, voici le stratagème qu'elle imagina :

Comme se faire magnétiser et se faire démagnétiser, pour recommencer à chaque instant le même manége, est, à tout prendre, une opération qui perd bien du temps, et que (*time is money* pour les somnambules aussi bien que pour les Anglo-Américains) il devenait impossible de contenter les centaines d'infirmes qui se pressaient dans le sanctuaire, il lui sembla très-lucratif et plus commode de ne plus se désomnambuliser du matin jusqu'au soir.

Aussi, l'on savait et l'on sait aujourd'hui que la divine descendante du grand Hippocrate dort du sommeil magnétique depuis telle heure jusqu'à telle heure ; on le sait, et l'on se garde bien de la déranger, quand elle va derrière son trépied se nourrir du nectar et de l'ambroisie que lui envoie, sur les ailes des songes, le génie de l'inspiration prophétique. Car, en somme, c'est bien le moins que Jupiter, dont elle est l'interprète, daigne lui donner quelques plats de sa table olympienne.

Mais ce point de vue est trop élevé pour nous, simples mortels que nous sommes ; redescendons sur terre.

Ce gentil métier de duperie dure depuis une vingtaine d'années environ ; et une bohémienne sans le sou est, à l'heure qu'il est, grâce à la bêtise des hommes et à l'incurie des magistrats chargés d'appliquer la loi, riche à quelques cent mille francs; elle possède même un fort joli château.

Puisque nous parlons de ce château, nous ne devons point passer sous silence une circonstance assez curieuse, qui fera ressortir la niaise crédulité des gens qui s'imaginent que cette femme est réellement *inspirée*.

Notre somnambule acheta ce château à son dernier propriétaire, mais en viager. Or, l'on sait ce qui arrive en pareille circonstance : les trois quarts du temps, le cessionnaire, quoique déjà d'un certain âge, vit encore assez longtemps pour que le possesseur du viager finisse par payer, et même au-delà, la valeur de la propriété dont il a l'usufruit. Rarement, au contraire, le bonhomme sur les jours duquel on a spéculé meurt au bout d'un temps très-court.

Pour le cas qui nous occupe, six mois n'étaient pas révolus que le susdit château appartenait à notre prophétesse, de par le décès du cessionnaire, mort tout naturellement, bien entendu, dans son lit. — « C'était sûr, disaient les uns, qu'elle ne payerait pas longtemps les rentes; elle savait d'avance, puisqu'elle est somnambule, que le propriétaire ne tarderait pas à déguerpir ! elle avait marqué son dernier jour. » — « Je crois bien, répliquaient les autres, elle savait bien faire une excellente acquisition ! Le compère, avant d'acheter le château, l'a endormie et lui a demandé pendant son sommeil si le vieillard avait beaucoup à vivre, et au bout de combien de temps il mourrait : à quoi la somnambule aurait répondu : « Dans... six... mois... il.... sera... à.... nous ! »

Phrase amphibologique, analogue, quant au sens qu'elle renferme, aux oracles rendus par les fameuses sibylles de l'antiquité.

Mais, du moins, suivant nous, ces sibylles avaient-elles un certain courage à tromper leurs consultants : elles s'asphyxiaient à demi, et par conséquent jouaient leur vie. Comme elles prophétisaient au-dessus de l'ouverture d'un souterrain d'où s'exhalaient des torrents d'acide carbonique (1), tordues par les spasmes de l'asphyxie lentement ménagée au moyen de trappes, elles faisaient des contorsions plus ou moins décentes

(1) Les découvertes de la chimie, relativement aux propriétés des gaz, ont conduit tous les hommes de science à affirmer que le gaz acide carbonique seul devait produire cet effet sur les pythies antiques.

sur leurs trépieds d'or massif, poussaient des hurlements qui ébranlaient, disent les poètes, les voûtes du temple; puis, après avoir lancé, avec l'écume de leur bouche, deux ou trois mots incohérents, ou bien (si le consultant avait promis une magnifique offrande) un lambeau de phrase incompréhensible, à double entente, elles tombaient inanimées.

Quoi qu'il en soit, il y avait quelque chose de grandiose dans l'enfantement des prophéties delphiennes. Tandis que ces sibylles du XIXe siècle se tirent d'affaire au moyen d'une ignoble escobarderie indigne même des plus laids jours de la sorcellerie du Moyen-Age, nous voyons celles de l'antiquité accomplir un demi-sacrifice de la vie, pour ainsi dire, chaque fois que le Dieu parlait par leur bouche : *Deus ! ecce Deus* !

III.

Maintenant, si les consultations médicales des somnambules ont une telle vogue, que disent et que font, spécialement dans les villes où ont lieu ces escamotages, messieurs les médecins et docteurs, en face d'une concurrence non-seulement *illégale*, mais *immorale* et *impie ?*

Ce qu'ils font, ce qu'ils disent, nous n'en savons rien pour la majorité des localités qui possèdent des médecins-somnambules. Mais ce que nous pouvons dire, c'est que la ville où se passent les tours de gobelets cités plus haut, est un chef-lieu de département, que cette ville renferme une population en majeure partie très-éclairée, que cette même ville a l'honneur de posséder un clergé très-nombreux et très-instruit; ce que nous devons affirmer, c'est que cette ville, riche, puissante, éclairée, peut disposer, pour veiller à sa santé, des lumières d'un grand nombre de médecins, ayant tous le titre de docteur.

Ce qu'ils font? — Hélas, ils *paient patente* pour exercer leur art, le premier des arts, celui qui tient dans sa main, non-seulement la santé, mais encore la vie des hommes. Ils ont étudié quinze ou vingt ans de leur existence, et ils consacrent le reste de leur carrière à visiter, à consoler, à soigner physiquement, moralement...... et gratuitement leurs semblables; et pour les payer de leurs veilles, de leurs sacrifices, ceux qui ont eu ou peuvent avoir recours à de pareils philanthropes, leur jettent en récompense, nous ne dirons pas la monnaie de l'ingratitude, mais celle du mépris. Car, qu'y a-t-il de plus abject au monde que le dédain de la multitude pour la science, et pour ceux qui la représentent et en exercent si noblement le côté pratique?

Ce qu'ils disent ? — « Quoi ! moi, docteur de la Faculté la plus brillante, non de l'Europe, mais du monde entier ; moi, que les sommités médicales ont jugé digne de remplir le devoir le plus sacré que la société ait délégué à l'homme ici-bas, le devoir de soigner mes semblables, de veiller à leur conservation, de leur apporter, au sein des souffrances, le médicament qui soulage et la parole qui console ; moi, docteur auquel l'Etat délivre un diplôme ; moi, qui, pour prix du titre attaché à ma qualité, paye un tribut annuel, la patente, espèce de laissez-passer qui me permet d'exercer ma profession, et me confère un droit exclusif sur lequel ne doit, ou plutôt ne devrait pas empiéter celui qui n'a ni titre, ni droit, ni diplôme ! que suis-je pourtant en face du culte idolâtre que l'on rend à une sorcière, à une femme ignorante qui ne tient sa mission ni de Dieu, ni de la société ? Ce que je suis ? Rien ! Que devrais-je être ? Tout ! »

Voilà ce qu'ils disent ; et c'est malheureusement trop vrai.

Que devraient-ils dire ? Que devraient-ils faire ? Hélas ! bien longtemps, mais en vain, ils ont parlé, ils ont agi. Nous savons qu'ils ont eu recours à tous les moyens qui étaient en leur pouvoir ; nous savons bien qu'ils ont déterré de l'arsenal des lois, les armes les plus rouillées comme les plus neuves ! Et pour arriver à quel résultat ?

L'IMPUISSANCE.

Mais nous savons aussi que ceux qui sont chargés d'interpréter et d'appliquer la loi, n'ont montré, à une certaine époque, qu'une indifférence blâmable, et que, de guerre las, les docteurs ont dû abandonner la *prétention* qu'ils avaient de vouloir exercer la médecine *à l'exclusion du charlatanisme !*

Cependant, il semble que, depuis peu, ils aient eu conscience de leurs droits et de leurs forces. Quelques membres illustres de la profession médicale dans les départements, à leur tête le savant docteur Landouzy, directeur de l'Ecole secondaire de Médecine de Reims, se sont dit qu'ils avaient eu tort d'abandonner le champ de bataille et de battre trop tôt en retraite devant d'insolents envahisseurs. Ils ont pensé, et cela avec juste raison, que si, mettant de côté les jalousies mesquines, les misérables rivalités, qui sont véritablement le défaut de la cuirasse de la plupart des corps savants, ils s'étaient réunis, au lieu d'agir isolément et en tirailleurs, ils auraient peut-être obtenu certains avantages qu'une guerre d'escarmouches n'avait pu leur procurer.

Dominés par cette vérité fondamentale que *l'union fait la force*, ils ont fondé des associations médicales par arrondissement, par département, et, une fois le travail d'organisation mené à bonne fin, ils ont rattaché chacune d'elles à un tronc commun, la grande Association des Médecins de France, ayant son siége à Paris.

Plusieurs procès ont été déjà soulevés et débattus. Les uns ont eu une issue favorable à la grande cause professionnelle, les autres n'ont eu qu'un résultat douteux, ou, pour mieux dire, tout-à-fait nul.

Quoi qu'il en soit, l'idée est excellente, et l'exécution en est praticable ; sous ce rapport, cependant, n'est-il pas honteux qu'en France, le médecin soit obligé de se porter partie civile, pour défendre des droits bien et dûment reconnus ? La dénonciation, devant les tribunaux, des délits d'escroquerie commis à l'ombre de l'exercice illégal de la médecine, ne guérira pas complètement, il est vrai, cette plaie professionnelle, mais du moins mettra *peut-être* un frein salutaire aux empiètements sans cesse croissants de l'ignorance et de la superstition sur le domaine de la thérapeutique. Nous avons dit *peut-être*, parce que l'attitude des magistrats dans les questions qu'ont soulevées et que soulèvent encore de temps en temps les usurpations de certaines professions, métiers, confréries sur les priviléges de la pharmacie et de la médecine, cette attitude n'est rien moins qu'encourageante.

Puisque nous en sommes sur ce terrain, nous avouerons que, à propos de ces empiétements, de ces usurpations, la législation incomplète qui régit les institutions professionnelles de la médecine et de la pharmacie, est assez élastique par suite des lacunes nombreuses qui en font, pour ainsi dire, une broderie légale sans consistance et sans force ; que, par conséquent, pour les herboristes, les épiciers, il n'y a ni impiété, ni immoralité, mais seulement *injustice ;* que, pour les sœurs exerçant la médecine et la pharmacie, souvent toutes les deux à la fois, il y a, si l'on veut, service rendu à l'humanité, mais encore *injustice ;* nous accorderons encore tout ce que l'on voudra aux principes de la liberté du commerce ; nous déchargerons même, *en partie,* les magistrats de cette insouciance ou de cette incurie dont nous avons dit un mot, en raison de la difficulté d'interprétation et d'application des textes de loi, quand il s'agit de confréries, d'herboristeries, ou autres genres de commerce.

Mais ce que nous n'accorderons point, ce que nous

blâmerons énergiquement, c'est la latitude immense laissée aux empiètements latents du charlatanisme *immoral* et *impie*, dont nous voulons jusqu'au bout démasquer la hideuse exploitation.

Immoralité ! Impiété ! deux grands mots, dira-t-on. Rien pourtant de plus immoral, rien de plus impie que cette immixtion des sortiléges de la sorcellerie la plus immonde dans le ministère sacré dévolu au corps médical ! En vérité, les hommes de cœur et de bon sens en sont à se demander, en face d'une pareille tolérance de la part des lois, si nous sommes réellement dans un siècle de lumières, si nous appartenons à la nation la plus civilisée du monde entier, à celle qui marche, le flambeau en main, à la tête du progrès scientifique, politique, industriel, religieux, etc.! Quand nos neveux apprendront qu'en plein XIXe siècle, l'art glorieux de la médecine et de la chirurgie a souffert que sa dégradation morale et matérielle s'accomplît de par l'œuvre de la sorcellerie, étalant son impudeur à l'abri des lois françaises, ils se demanderont si ce siècle l'emportait sur l'ère ténébreuse et superstitieuse du Moyen-Age. Car, avouons-le, à cette époque, on brûlait du moins les sorciers sur un bûcher ; et aujourd'hui, on leur accorde, nous ne dirons pas seulement l'impunité, mais la vie au grand jour.

Comment qualifieriez-vous les faits suivants, révélés en pleine audience, à Reims, le 10 Novembre 1860? Deux somnambules, exerçant l'art de guérir dans une ville assez importante, demandaient à leurs clients, avant la consultation, la somme de 3 fr. et de 3 fr. 50 le plus souvent; moyennant ce prix, *elles lisaient dans les entrailles et dans les consciences* (SIC). N'est-ce point là de l'immoralité et de l'impiété au premier chef? Les deux prévenues, il est vrai, furent condamnées pour exercice illégal de la médecine; mais, chose étrange, elles furent renvoyées de la poursuite sur le chef d'escroquerie!

Nous nous sommes laissé dire que le clergé soutenait ces gens-là d'une manière occulte; nous refusons de le croire, malgré les allégations de nombreux témoins.

Nous savons bien que certaine portion du clergé catholique prête trop facilement la main à tout ce qui peut sembler miraculeux, afin, disent quelques-uns, de fournir ainsi à la multitude des preuves convaincantes des miracles accomplis jadis par le divin fondateur du christianisme. Pour nous, nous ne pensons pas que tels soient le mobile et le but de certaines pratiques religieuses; mais, sans contester le moins du monde l'authenticité des guérisons miraculeuses opérées par Jésus-Christ, nous dirons simplement que la religion n'a aucun intérêt à étayer ses mystères sur les jongleries des somnambules ou autres chevaliers d'industrie de l'espèce magnétique. Ce serait, croyons-nous, mal servir la croyance aux dogmes sacrés que de vouloir matérialiser, pour ne pas dire démonialiser les miracles du fils de Dieu.

Il est de toute évidence, du reste, que Jésus-Christ, qui avait chassé les marchands du temple, aurait également et à plus forte raison exorcisé les sorciers-thérapeutistes comme possédés du diable, c'est-à-dire de l'esprit d'exploitation appuyé sur l'immoralité des coupe-bourses. Il ne les aurait pas plus soufferts que les moines napolitains exploitant comme un miracle la coagulation du sang de saint Janvier et sa liquéfaction le jour même de la fête de ce saint, pas plus que les témoins intéressés du prodige de la Salette et autres récents miracles.

Ainsi, nous déclinons pour l'honneur du clergé toute solidarité, même occulte, avec les adeptes du somnambulisme médical.

Supposons pour un instant (ce qui n'est pas, nous l'avons dit) que le clergé leur prête son appui. Serait-ce une raison suffisante aux yeux du corps médical de la localité souillée par les superstitions magnétiques, pour laisser dans l'ombre de la sacristie de pareilles profanations? A notre avis, ce serait, au contraire, une raison majeure pour intervenir énergiquement, après avoir cherché à constater et à divulguer cette monstrueuse alliance du sacré avec le profane, ce hideux accouplement du mysticisme chétien et de l'empirisme magnétique. Ne serait-ce pas plutôt faire à la fois œuvre de justice et œuvre pie?

Double motif, on le voit, pour déraciner les superstitions qui dégradent les populations asservies par les infâmes jongleries de ces sibylles ignorantes et âpres au gain.

Il est pourtant des personnes qui prétendent que si, jusqu'alors, ces thérapentistes de bas étage ont été peu ou point inquiétés, c'est que l'expérience a prouvé que jamais les persécutions n'ont pu aboutir à rien, ou plutôt n'ont servi qu'à engendrer de nouveaux et de plus ardents prosélytes dans toute secte persécutée.

D'abord, dirons-nous, ce n'est point une secte, car ce mot-là implique une certaine honorabilité, et en outre s'entend d'une association ayant soit des principes religieux, soit des principes politiques, etc. Or, nous ne pensons pas qu'il y ait chez les somnambules dont il est question ni principes religieux, ni principes politiques ; tout au plus admettrions-nous des principes basés sur l'immoralité et l'impiété, sur la soif de l'or, et, pour tout dire en un mot, sur les passions les plus cupides et les plus basses.

Mais, soit! supposons un instant que nous ayons affaire à une secte. Comme cette secte aurait pour règle la fraude, pour politique la captation, pour religion la superstition, nous devrions l'assimiler de toute nécessité aux affiliations d'escrocs, de brigands, ou enfin de toute espèce de larrons.

D'où il suit que, supporter les somnambules sous prétexte que la persécution accroîtrait et le nombre de disciples, et la foule des croyants, reviendrait à accorder également l'immunité des privilèges de messieurs les filous, les escrocs, etc. Car, à quoi bon persécuter ces braves gens? Laissons-les voler, piller, saccager, assassiner, de peur qu'en essayant de leur mettre la main sur le collet pour les emprisonner, puis les pendre, on n'arrive à recruter d'autres bandes *ejusdem farinæ.*

Mais ici, il ne s'agit ni de secte ni de persécution : il s'agit de quelques membres galeux, gangrenés, dont il faut débarrasser la société au nom de la dignité de la profession médicale, au nom de la morale, au nom de la religion. Car, laissez-les vivre en paix et s'enrichir du tribut payé par l'ignorance et la superstition, et vous arriverez directement à ce triple résultat:

1° L'affaiblissement du sens moral chez les masses accessibles à la supercherie;

2° L'augmentation progressive des somnambules-thérapeutistes attirés par l'appât d'un métier très-lucratif et trop considéré;

3° Enfin, l'abaissement graduel et inévitable de la profession médicale, devenue, pour ainsi dire, le monopole de certains individus ignorant toute science, et ne possédant pas même les premiers éléments d'un art qui exige deux choses essentielles, la *théorie* et la *pratique*. Or, chez les somnambules exerçant la médecine, ces deux pivots de l'art de guérir ne sont pas même à l'état atomistique ; le hasard seul, aidé de la nature, décide de la guérison (si guérison il y a), comme l'atout aveugle décide de la partie d'écarté.

IV.

C'est ici le lieu d'examiner le grand argument sur lequel s'appuient les nombreux mystifiés de la doctrine *somnambulo-thérapeutique*, à savoir qu'il y a eu des cas de guérisons vraiment miraculeuses. On a vu, nous diront les croyants, des malades abandonnés de la Faculté, lesquels, ayant eu recours aux lumières d'une prêtresse inspirée, ont été sauvés, soit par la simple parole, soit par les drogues prescrites dans les formules du codex magnétique.

Sans aucun doute, la guérison était miraculeuse : car c'était un miracle pour certains d'avoir échappé à la mort qui aurait et a pu suivre l'exécution de telle ou telle ordonnance. Du reste, avouons-le, cela doit arriver bien rarement, vu l'innocuité des substances pharmaceutiques ordinairement prescrites, substances sur lesquelles nous reviendrons tout-à-l'heure.

Pour le moment, nous admettons qu'une somnambule peut guérir ses malades rien que par ses paroles, voire même par le simple spectacle de ses contorsions.

Et d'abord, *il n'y a que la foi qui sauve* dans une multitude de circonstances. Effectivement, combien voyons-nous de moribonds, qui, après avoir épuisé tous les bocaux d'un pharmacien, courent, sur le conseil de leur médecin, boire une eau minérale quelconque, et reviennent à moitié bien portants dans leur ville natale, après s'être assimilé la vertu du liquide régénérateur, sauf à recommencer, si les gaz ou les principes minéraux dissous dans l'eau naturelle n'ont pas opéré d'une manière radicale ! Nous ne voulons point médire de la médication hydrothérapique; mais, à part quelques sources d'eaux minérales dont l'expérience a affirmé l'efficacité dans *quelques maladies,* la plupart de ces eaux miraculeuses, tant vantées, sont d'un effet nul ou presque insensible Cela prouve tout simplement la vérité d'un axiome adopté par la majorité des docteurs, à savoir : que la vertu thérapeutique d'une eau minérale réside surtout dans la distraction morale que procurent au malade les lieux toujours enchanteurs en possession du précieux médicament. Que va-t-on faire aux eaux, dans l'immense majorité des cas? On va boire l'onde du fleuve Léthé, ce fameux fleuve cher aux anciens, et dans lequel on oubliait les maux passés et présents, mais, ajoutons-le, sans aucun préjudice aux affections futures, dans l'hypothèse où l'on en revenait. Or, il est nécessaire de savoir que ce fleuve, coulant au sein de l'empire infernal, jouait le rôle ordinaire de nos sources minérales : il était rare d'en voir revenir les malades qui s'y étaient abreuvés.

Cette guérison morale dont nous avons parlé à propos des eaux médicamenteuses, arrive évidemment pour les cures somnambulo-magnétiques. Vous allez consulter une somnambule, dites-vous, quand vos médecins (il n'est pas rare, en province, d'avoir plusieurs médecins, quitte à ne les point payer) vous ont abandonnés. Vous allez donc au temple delphien avec une confiance d'autant plus grande, que vous êtes sûrs de payer plus cher ; mais enfin vous y allez avec confiance : cela prouve déjà que vous êtes à moitié guéris. Bientôt, l'émotion que vous éprouvez à la vue des opérations magnétiques (s'il vous est donné d'assister à la mystification), l'appât du miracle qui s'accomplit sous vos yeux pour votre argent, la distraction que vous causent et le dérangement, et le voyage, et les petits tours de passe-passe sus-nommés, tout cela fait que vous retournez dans vos foyers complètement sains et saufs, et souvent sans éprouver le besoin d'avaler aucun médicament nauséabond. Si pourtant vous y tenez, votre pharmacien exécutera la fameuse formule, toujours à peu près la même pour n'importe quelle maladie, ainsi que nous le verrons dans un instant.

Nous avons dit : *Il n'y a que la foi qui sauve*, et nous croyons fermement en avoir fourni des preuves incontestables, dont la sagesse des nations nous tiendra compte.

Maintenant, dans la plupart de vos soi-disant maladies, rien ne prouve que les médecins ne vous auraient pas tout aussi bien sauvés que la somnambule. Nous disons plus, ils vous auraient certainement guéris, et à moins de frais, à la mèche de cheveux près. Ils vous auraient guéris pour deux raisons : la première, c'est que votre affection était peu sérieuse, puisque, si l'ignorance médicale vous a sauvés, à plus forte raison, la science médicale aurait opéré dans le même cas ; la seconde, c'est que, votre maladie étant supposée très-grave, la science vous aurait guéris, sans nul doute, là où l'ignorance eût été radicalement impuissante. Ce qui revient à vous dire, illustres malades, que vous eussiez été guéris quand même, et que vous auriez eu de reste, et votre dignité, et votre honneur, et votre argent.

Parlons plus sérieusement. S'agirait-il, par hasard, d'une maladie organique? — Voulez-vous nous citer un exemple de guérison de la part de votre si savante pythie? Guérirait-elle donc la phthisie, la fièvre typhoïde, l'hydropisie, le choléra, etc. ? Si vous nous donnez seulement deux exemples de guérison dans la série d'affections dont nous vous parlons, nous croirons, non à la science (il n'y en a pas), mais à une faculté surnaturelle chez ces médecins-là. Et, qui plus est, nous embrasserons cette lucrative profession de sibylle ; car nous y avons autant de droit que ces femmes-sorcières, sauf l'ignorance crasse.

En résumé, si vous pouvez nous prouver, d'une manière irréfragable, que vos somnambules guérissent là où les efforts, les talents, la science des docteurs viennent échouer, nous serons obligés, en notre âme et conscience, de conclure :

1° Que Dieu est souverainement injuste : car, pourquoi aurait-il départi à un petit nombre d'élus, et des plus ignares, le don de guérir, tandis qu'il aurait refusé cette faculté merveilleuse à ceux qui, par les fruits de leur travail et par les lumières de la science acquise, ont conquis et mérité ce don, cette faculté ?

2° Qu'il est désormais inutile de se livrer à l'étude des sciences et du corps humain, puisque le savoir et l'expérience sont stériles et ne conduisent à aucun résultat ; puisqu'enfin ceux qui possèdent le flambeau des connaissances sont précisément les plus aveugles et les plus ineptes ;

3° Que, conséquemment, il faut abolir le corps médical, les facultés et les académies de médecine, comme des inutilités dispendieuses ;

4° Enfin, qu'il est nécessaire d'installer, aux lieu et place des dits corps médical, facultés, académies, des somnambules-médecins, des académies et facultés somnambulo-médicales, et que, cela fait, un jury spécial de docteurs ès-médico-magnétisme, après constatation et vérification des propriétés magnétiques d'une personne (si nulle qu'elle soit sous le rapport de l'intelligence), la reconnaisse apte à soulager les infirmités et maladies qui affligent l'espèce humaine de la naissance à la mort.

Si, au contraire, il vous est impossible de nous montrer des cures que la médecine ordinaire n'aurait pu accomplir, mais qu'aurait menées à bonne fin la consultation somnambulique, nous préférons, nous tous qui tenons tant soit peu à notre vie, nous adresser, dans un cas grave, à des hommes instruits, sérieux et compétents.

Mais précisément, outre le simple bon sens, l'emploi des médicaments prescrits par les somnambules prouve l'impuissance de la (nous allions dire : médecine) jonglerie magnétique, considérée dans ses empiétements et son immixtion dans le domaine de l'art médical.

Examinons donc quelles sont les formules ordinairement employées par les somnambules. On peut, *à priori*, dire que ces formules sont conçues toutes à peu près dans le même sens, et prescrivent les mêmes médicaments pour n'importe quelle maladie ; et, d'après ce que nous avons dit sur l'ignorance évidente, incontestable de ces médecins populaires, il ne peut en être autrement.

Quant à ce qu'il nous a été permis de voir de nos propres yeux, voici la vérité : les prescriptions sont calquées toutes sur le même modèle, fondues dans le même moule, et sont, par conséquent, les mêmes, à quelques variations près, pour une maladie de poitrine sérieuse comme pour une toux légère, pour une fièvre intermittente comme pour une fièvre typhoïde.

Nous allons citer deux exemples, entre mille à nous connus, qui montreront la nature du traitement somnambulo-médical.

Le premier se rapporte à un cas de chorée ou danse de Saint-Guy. L'enfant qui en est atteint a été d'abord traité par tous les médecins du lieu : résultat nul, attendu que les parents n'ayant confiance que dans Raspail et sa méthode, ils n'ont voulu suivre le traitement d'aucun des hommes de l'art avec la persistance nécessaire. En second lieu, le système Raspail a été suivi jusque dans ses moindres détails : aucun résultat non plus, vu l'impuissance de cette doctrine (impuissance bien constatée dès qu'il s'agit d'une maladie compliquée exigeant toutes les ressources de la science médicale normale). Du reste, comme Raspail trouve des vers partout, et qu'il regarde l'affection choréique comme résultant de l'action de vers intestinaux, les vermifuges de toutes sortes ayant été employés inutilement, il fallut recourir à l'arche de salut : c'est-à-dire qu'on s'adressa à la somnambule. Voici comment : l'enfant resta à la maison ; mais le père eut soin d'envoyer une mèche de cheveux du petit malade, bien entendu, avec accompagnement de pièces (sonnantes) à l'appui. Dire que la médication de l'oracle fut sans effet, cela n'étonnera personne. Que fit le père ? Il se rendit lui-même au temple de Delphes : on l'introduisit dans le sanctuaire ; mais ici survint un incident qui pouvait avoir des suites très-graves. Comme le père, homme peu crédule, n'avait pas l'air d'avoir foi dans les grimaces non plus que dans le verbiage épileptiforme de son médecin magnétique, la somnambule lui fit de gros yeux et le menaça de le congédier sans consultation. On ne peut songer sans effroi à ce qui eût pu arriver : avec la puissance dont elle dispose à distance, nul doute que le père n'eût retrouvé son enfant à la dernière extrémité ! Cependant, il se convertit, et la continuation du premier traitement fut ordonnée. Aujourd'hui, l'enfant se trouve toujours dans les mêmes conditions, sauf qu'il a l'estomac débilité et les intestins détériorés par l'absorption abusive de certaines drogues. Car, outre les vermifuges et les purgatifs de la méthode Raspail, le malade avait bu, sur l'ordre de la pythie, plusieurs litres de *sirop d'écorces d'oranges*, de *sirop pectoral*, d'*huile de foie de morue*; ajoutons à cela diverses tisanes de fleurs et de racines inertes et nauséabondes, et nous aurons le compte-rendu fidèle du traitement somnambulo-médical. Nous laissons, du reste, aux praticiens le soin d'examiner quels rapports peuvent exister entre les médicaments précités et l'affection choréique; nous nous contenterons de dire qu'en même temps, et dans la même localité, un des docteurs (1) de l'endroit guérissait deux cas de chorée, au moyen de l'émétique donné à doses graduées.

Le second exemple (mais nous y insisterons moins longtemps que sur le précédent, pour ne point fatiguer le lecteur) est tiré d'une maladie organique du cœur chez une femme chlorotique. Il eût fallu, entre autres moyens curatifs, régénérer le sang au moyen des ferrugineux. Voici ce qu'ordonna l'oracle : 1° pilules magnésiennes et thériacales; 2° purgatifs; 3° sirops et plantes déjà nommés. Il était temps qu'un médecin de

(1) Le docteur Nidard.

la Faculté vînt enrayer la débilitation occasionnée par le traitement ci-dessus.

Les idolâtres qui s'agenouillent devant cette divinité donnent pour excuse, quand on les a mis au pied du mur, qu'après tout, son traitement ne peut faire aucun mal, attendu qu'elle ne fait la médecine qu'avec les simples ! Nous pourrions être impertinent et répondre : « Encore le voit-on bien ! » Mais nous voulons être poli et voici notre réplique :

Un homme assez avancé en âge souffrait, à de fréquents intervalles, et surtout la nuit, de douleurs causées par des érections involontaires.— Une somnambule consultée conseilla l'emploi du *nénuphar (nymphœa alba);* puis, ce médicament (auquel, par parenthèse, nous n'accordons qu'une propriété, l'inertie) ne réussissant point, vous ne devineriez guère ce qu'elle prescrivit ?..... L'*usage des femmes !* — C'est-à-dire, à cet âge, la mort, ou au moins une lente consomption. Heureusement, on ne suivit point ce conseil.

V.

Ce qui prouve, du reste (il faut dire la vérité), que ces thérapeutistes de bas étage ne prescrivent que des médicaments innocents, et que, dans leurs formules, il n'entre jamais nulle substance toxique, c'est que, nous autres pharmaciens, nous ne faisons pas difficulté de délivrer les ordonnances émanées de si haut lieu, et même il en est qui sont jusqu'à un certain point flattés de l'honneur (si honneur il y a) d'être les exécuteurs de ces sublimes oracles. Il y a de quoi !!!

Aussi, nous entendons déjà invoquer par maints adorateurs le fameux argument *ad hominem*.

Quoi ! nous disent-ils, vous venez du haut de la tribune pharmaceutique proclamer la vanité de ces médications, et cependant vous délivrez au public les médicaments prescrits par les ordonnances des somnambules ? Vous voyez bien que vos actes, convenez-en, sont en contradiction flagrante avec vos opinions.

Nous répéterons ce que nous disions à propos du système Raspail (système que, du reste, nous n'avons attaqué que pour montrer les abus que le public en faisait).

De quel droit, nous, pharmaciens, irions-nous refuser la vente des drogues simples ou composées que les clients viennent journellement nous demander, même avec une ordonnance d'empirique, *dès le moment que dans ces prescriptions il n'entre aucun principe toxique susceptible de porter préjudice à la santé publique, cas dans lequel, alors, nous serions responsables devant la loi?*

Et nous ajoutions, à propos de la vente des médicaments de Raspail, ces réflexions qui doivent s'appliquer à toute autre méthode ou système, à savoir que le pharmacien n'a besoin de se poser comme sectateur ou partisan d'aucune doctrine, d'aucune coterie médicales; que son *devoir* est, non point de discuter, devant ses clients, si telle ou telle doctrine est bonne ou mauvaise, mais d'exécuter la formule qu'ils lui confient, sauf, pourtant, à ne délivrer une drogue simple ou composée d'une nature dangereuse que sous la responsabilité d'une signature de médecin ou d'officier de santé diplômés; que si le client lui demande ce qu'il pense, lui, pharmacien, de l'effet plus ou moins salutaire de tel ou tel médicament de la formule à exécuter dans son officine, son *droit* est de répondre que l'on doit avoir confiance à la prescription, puisque le prescripteur a été jugé digne de la confiance du consultant.

Nous avons encore dit, en thèse générale, que, dans le cas où il y aurait abus de tels médicaments inoffensifs à petite dose, mais pouvant devenir nuisibles à haute dose, ou à doses accumulées, le pharmacien, mettant encore à part le système, la doctrine ou la coterie, avait le *droit et le devoir* d'intervenir à *titre officieux*, en démontrant aux personnes susceptibles d'abuser de ces médicaments, qu'elles feraient mieux, dans l'intérêt de leur santé, de s'abstenir dans telle ou telle circonstance, car, ajoutions-nous, *tel médicament (le bon sens l'indique et l'instinct de la conservation personnelle le conseille) serait nuisible dans tel ou tel cas, et, par contre, aurait une influence nuisible dans d'autres cas. Telle personne peut supporter une dose qui serait nuisible à toute autre.*

Et c'est précisément cette distinction que ne sont nullement capables de faire la plupart des empiriques, pas plus que les gens qui font de la médecine sans le médecin, en feuilletant un livre de panacées, comme le collégien qui fait des vers latins à coups de *Gradus ad Parnassum*. Les somnambules sont encore moins aptes que d'autres à connaître le dosage et l'effet des médicaments, puisque, ne s'en rapportant, neuf fois sur dix, qu'à la couleur des cheveux pour diagnostiquer le tempérament d'un malade et deviner sa maladie et son âge, ils agissent en véritables aveugles qu'ils sont, moralement au moins.

Maintenant, nous objectera-t-on encore, puisqu'il

est de votre intérêt, en somme, à vous autres pharmaciens, d'exécuter les formules des somnambules, vu l'argent qu'elles peuvent verser dans vos caisses, pourquoi et dans quel but venez-vous attaquer publiquement des abus qui ne portent atteinte qu'au corps médical ? Pourquoi vous amusez-vous à emboucher la trompette guerrière dans une mêlée où personne ne vous oblige à vous engager ? Pourquoi ne pas laisser ce rôle offensif aux médecins et docteurs des Facultés?

Nous autres pharmaciens, je le reconnais (et ceux qui sont favorisés de la préférence des pythies le reconnaîtront mieux que votre humble serviteur), nous n'avons rien à gagner, mais beaucoup à perdre à nous liguer contre vos idoles, lesquelles, vous le dites avec vérité, apportent à nos caisses un filet d'or de plus. Nous avons, c'est vrai, tout intérêt à laisser dans l'obscurité les batteries que nous venons démasquer. Personne, c'est vrai, ne nous oblige à courir sus aux superstitions, armés de la lance du raisonnement et de l'épée du sens commun.

Tout cela est parfaitement juste.

Aussi, je vous répliquerai, moi (en mettant le *nous* de côté, afin de n'engager personne), qu'il est fort possible que je sois seul à commencer la lutte ;

il est possible qu'il n'y ait que moi de mon avis, et que les autres pharmaciens, mes confrères, trouvent que je suis bien bon ou bien maladroit d'aller de gaîté de cœur, nouveau Don Quichotte, me battre contre des moulins à vent qui me donnent ou peuvent me donner de si belle farine et me faire manger de si bon pain.

Mais, malgré tous ces motifs, ou plutôt vu ces motifs, et en outre,

Considérant que tout homme indépendant a le droit d'exprimer sa haine pour les préjugés, les erreurs et les superstitions de son siècle ;

Considérant que c'est rendre service à son voisin que de l'avertir qu'un filou vient ou peut venir mettre la main dans sa poche, sous prétexte de voir s'il a oublié son mouchoir ou pour cause de santé ;

Considérant que, la charité étant une des plus belles vertus chrétiennes, c'est faire un acte digne d'éloges que d'avertir le public qu'on lui vole son argent au détriment de sa santé ;

Considérant que, la fraternité étant le plus sacré des liens qui unissent les hommes entre eux, il est beau, il est bien de donner la main à son semblable, pour lui porter aide et assistance dans le danger ;

Considérant enfin que la médecine et la pharmacie sont deux sœurs, et que par suite elles se doivent un mutuel appui ;

Par tous ces motifs et ceux ci-devant énoncés, le soussigné se regarde comme compétent dans la question et s'arroge, en outre, le droit de traiter comme ils le méritent les somnambules ou autres chalatans et empiriques qui demandent aux rêveries du magnétisme les inspirations thérapeutiques qu'ils se font payer en beaux deniers comptants par l'ignorance et la superstition.

VI.

Avant de tirer le rideau sur cette plaie de la profession médicale, si nous ne savions d'avance que la foule des croyants et des adorateurs de la religion magnétique des somambules-médecins appartiennent presque tous à la catégorie de ceux dont l'Ecriture Sainte a dit : « *Aures habent, sed non audient : oculos habent, sed non videbunt,* » nous les prierions d'écouter quelques humbles conseils.

Nous leur dirions :

Au lieu de courir dans ce sanctuaire profane, d'offenser la vraie religion par vos croyances superstitieuses, de jeter votre or dans le tronc de l'idole, et d'avilir votre dignité en vous agenouillant sur les degrés de ces temples de l'exploitation, regardez plutôt le spectacle des misères et des infirmités humaines.

Ici, Monsieur, tout près de votre demeure opulente, dans cette mansarde infecte, un honnête ouvrier, un père de famille se meurt faute de secours ; ses enfants crient la faim, et la mère pleure des larmes inutiles. Eh bien! si vous êtes malade aussi, avec cette pièce d'or que vous alliez donner pour une consultation dérisoire dictée par l'ignorance, vous pourriez fournir, à vous les secours éclairés de la vraie médecine, au moribond l'assistance de l'art thérapeutique et le médicament salutaire ; et il vous resterait encore quelque monnaie pour acheter du pain à la famille malheureuse.

Si vous accomplissiez un tel acte, Dieu, le grand médecin de l'âme et du corps, vous récompenserait, sachez-le bien, en vous rendant à la santé, et le pauvre ouvrier à la vie ; les bénédictions de la mansarde sauvée par vous de la faim, de la misère, de la mort, accompagneraient partout vos pas, et inonderaient votre cœur de cette joie pure et sereine que seul peut faire naître le sentiment d'une bonne action.

Là-bas, Madame, une femme, chargée d'une nombreuse famille, et dont le mari vient de se blesser en tombant du haut de l'échafaudage du travail, est sur le point de devenir mère encore une fois. Avant d'entrer dans le temple de la sibylle, songez à cette calamité ; retournez sur vos pas ; courez chercher le docteur de votre quartier, ce bon docteur dont le savoir n'est égalé que par la générosité ; dites-lui d'aller panser le blessé ; puis, priez-le de se diriger en hâte, après les premiers soins donnés au père, vers le lit de la pauvre mère, pour la délivrer de son précieux fardeau et soulager les douleurs de l'enfantement laborieux ; payez généreusement les démarches de l'excellent médecin, et, votre bonne œuvre terminée, je vous assure que ce bienfait vous aura coûté moins cher que les inutiles paroles d'un oracle impuissant.

Un jour viendra, je vous le prédis, où l'idole sera renversée et foulée aux pieds ; mais les imposteurs qui se cachaient sous le parvis, enrichis par l'argent de votre confiance imbécille, viendront étaler en plein soleil le luxe éhonté d'une opulence à laquelle vous aurez contribué : leur équipage armorié éclaboussera votre humble bourgeoisie. Vous irez peut-être alors mendier encore un regard de la grande-prêtresse ; mais elle, se pavanant, bercée par les moelleux cahots de la calèche insolente, au milieu des piaffements superbes de ses coursiers splendidement enharnachés, elle vous fixera sans vouloir vous reconnaître, vous qui l'aurez encensée jadis ; elle se pincera la lèvre et détournera la tête avec un haussement d'épaules, comme pour vous reprocher votre naïveté d'autrefois !

Que dis-je ? O vous, Madame ! si, un jour, vous tombiez dans l'infortune, et que vous prissiez la résolution d'aller lui demander un service, vous qui l'auriez peut-être secourue de l'obole de la pitié, alors qu'elle commençait son apprentissage de Vestale découronnée, savez-vous bien que ses laquais à galons d'or vous riraient au nez et vous jetteraient honteusement à la porte ?

Humiliée et repentante, vous iriez, sans doute, tirer la sonnette du médecin, que vous aviez aussi connu autrefois, et dont pourtant, vous vous en souvenez, vous aviez méprisé les talents et l'affabilité. Eh bien ! on vous ouvrira poliment, et le bon docteur, jouissant aujourd'hui d'une heureuse médiocrité, vous priera, le sourire sur les lèvres, d'entrer dans son cabinet. Au récit de votre infortune, il compatira, soyez-en sûre, à vos angoisses, et cherchera à vous consoler ; s'il vous faut un peu d'or pour payer une échéance intempestive, il vous offrira sa bourse, et, si vous voulez encore des conseils par-dessus le marché, les lumières ne manquent pas plus à son esprit que la générosité ne fait défaut à son cœur ; son tact et son expérience sauront vous tirer du mauvais pas.

Tel est le rôle du médecin, et partout et toujours ! Sachez donc le respecter, car lui *seul* est digne de ce respect que vous allez offrir en holocauste sur les autels de la sorcellerie.

Le médecin ! c'est le mandataire de Dieu et de la société près de ceux qui souffrent, et, à ce titre, lui *seul* est digne de votre confiance. Ne la prostituez donc plus désormais aux pieds de ces oracles que la soif de l'or aiguillonne, et qui, une fois engraissés de vos dépouilles, jetant le masque dont ils vous abusaient, tournent en dérision votre aveugle crédulité.

Reims, P. DUBOIS, Imprimeur, rue de l'Arbalète, 9.

www.ingramcontent.com/pod-product-compliance
Ingram Content Group UK Ltd.
Pitfield, Milton Keynes, MK11 3LW, UK
UKHW021943260726
13994UKWH00004B/1509

9 782329 354781